NOTES

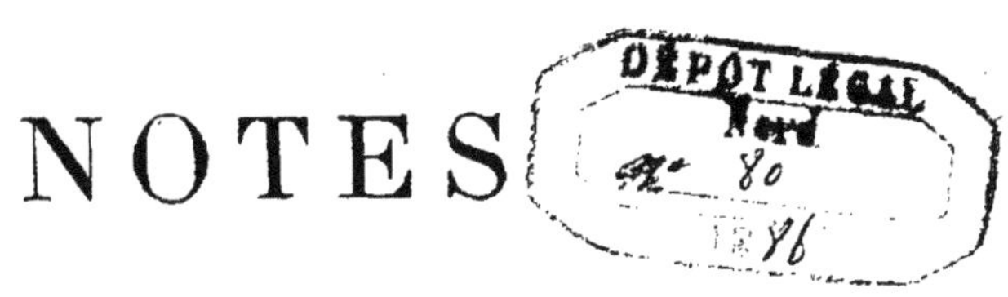

SUR UN CAS DE

PLEURÉSIE PURULENTE GUÉRIE PAR L'EMPYÈME

ET SUR UN CAS DE

CONJONCTIVITE RHUMATISMALE

PAR

LE Dr A. MARTIN (de Cousolre),

Membre correspondant de la Société des Sciences médicales de Lille,
Médecin au Chemin de fer du Nord.

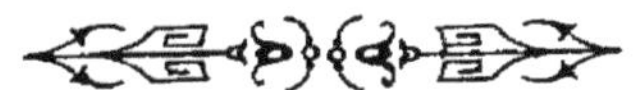

LILLE,

AU BUREAU DU *JOURNAL DES SCIENCES MÉDICALES,*

56, RUE DU PORT.

—

1886.

PLEURÉSIE PURULENTE

GUÉRIE PAR L'EMPYÈME (¹).

De nos jours, on se préoccupe d'une façon toute particulière de l'opération d'Estlander : on en viendrait presque à penser que la résection des côtes est un accessoire pour ainsi dire inséparable de l'empyème.

On sait, — et M. le Dr Branthomme, de Méru (Oise), l'a démontré une fois de plus dans sa récente thèse, — que l'empyème se termine aisément par la guérison chez les enfants.

Le fait suivant prouvera qu'il ne faut pas désespérer d'une issue aussi heureuse, si le sujet atteint un âge déjà quelque peu avancé.

Le 27 décembre 1884, je fus appelé par le nommé X......, demeurant à Aibes, qui depuis plus de huit jours se plaignait d'oppression, de toux et d'un malaise général. Cet homme, âgé de 55 ans, berger de son état et souvent exposé aux refroidissements, se trouve dans un état d'émaciation considérable. Il a ordinairement une toux suivie d'expectoration, et raconte que huit à dix jours avant, il a essuyé une

---

(1) Communiqué à la *Société des Sciences médicales de Lille.*

averse dans les champs, a eu froid, et que c'est depuis cette époque qu'il a été souffrant d'un point de côté. L'examen de la poitrine fit rapidement reconnaître l'existence d'un épanchement pleural du côté droit, remontant jusqu'à l'angle de l'omoplate. A l'auscultation, disparition complète du murmure vésiculaire, pas de souffle, légère égophonie et pectoriloquie aphone. T. V. 39°. Langue sèche. Pouls 120, légèrement irrégulier. La pointe du cœur bat à trois travers de doigt en-dessous du mamelon. Les radiales sont athéromateuses. Le tiers inférieur du poumon gauche est le siège d'une bronchite chronique.

Un traitement fut institué qui consista en applications de vésicatoires et dans l'administration des diurétiques, purgatifs, et toniques, mais qui n'eut que peu d'influence sur l'état du malade. Le 29 décembre l'épanchement remontait presque jusqu'à l'épine de l'omoplate. L'oppression était plus prononcée et l'on notait de l'œdème des malléoles avec une petite quantité d'albumine dans l'urine. Les jours suivants la température continuait d'osciller entre 38°5 et 39°4 et le pouls de 110 à 120. Le foie était abaissé de deux travers de doigt au-dessous du rebord des fausses côtes, la langue restait sèche. Le malade éprouvait quelques petits frissons en se couchant, avait des sueurs nocturnes et s'affaiblissait. Bien qu'il n'y eût point d'œdème de la paroi thoracique, la purulence de l'épanchement était fortement soupçonnée. Le 21 janvier, une ponction exploratrice avec la seringue de Pravaz vint lever tous les doutes. C'était bien du pus qui remplissait la grande cavité pleurale. La thoracentèse pratiquée le 23 janvier avec l'appareil de M. Potain, permit de retirer 600 grammes de pus environ. Les suites de cette opération furent des plus simples. La nuit suivante, le malade reposa beaucoup mieux, mais la rapidité du pouls et la température ne furent que peu influencées ; et le 25 janvier, sauf une égophonie plus marquée, les mêmes phénomènes stéthoscopiques qu'avant la ponction persistaient. Nouvelle thoracentèse le 30 janvier. On ne peut comme la première fois retirer plus de 600 grammes de pus. Avant l'aspiration, on ne percevait par l'auscultation ni murmure vésiculaire, ni souffle, mais après l'opération il existait un souffle et une égophonie manifestes, phénomènes attribuables aux variations de l'épanchement. Le 31 janvier, température rectale 38°8. Température axiliaire 38°4. Pouls 105. Le souffle et l'égophonie

perçus hier ont déjà disparu , et bien que le malade se dise soulagé ,
je ne puis en présence de la température qui le 7 février atteint 39°5,
voir dans son état un changement favorable. Je proposai donc l'opération de l'empyème qui fut accceptée et fixée au 9 février.

Ce jour-là, après une ponction exploratrice avec la seringue de
Pravaz, je fis dans le 9e espace intercostal, qui, par sa dilatation
anormale, semblait s'offrir de lui-même comme siège opératoire, une
incision de 9 centimètres, sectionnant les tissus couche par couche et
rasant le bord supérieur de la 10° côté. L'ouverture donne aussitôt
issue à une quantité de pus qui n'a pu être recueillie, mais qui peut
être évaluée à un litre. Ce pus est blanc jaunâtre , bien lié, sans odeur
et renferme de nombreux amas de fausses membranes, dont plusieurs
dépassent le volume d'un œuf de pigeon, ce qui montre bien la difficulté qu'on aurait éprouvée pour les évacuer par tout autre moyen que
par une large incision. L'expulsion du liquide est favorisée par de
legers accès de toux qui se produisent une fois la cavité pleurale
ouverte. A l'aide d'un siphon, je procède aussitôt au nettoyage de
cette cavité avec une solution phéniquée d'abord, avec une solution
de sublimé au 1/1000e ensuite.

Il est facile de voir par l'ouverture et sur le même plan que celle-ci,
la voûte diaphragmatique tapissée de fausses membranes adhérentes,
tour à tour soulevée et abaissée par les mouvements de la respiration.
Avec l'index introduit tout entier dans la cavité, on peut détacher
quelques unes de ces fausses membranes. En aucun point on ne sent
le poumon. Puis j'applique un pansement ouaté, me réservant de
placer le lendemain s'il y avait lieu, un tube de drainage, dans cette
ouverture, qui par sa largeur et par sa position absolument déclive
aux limites inférieures de l'abcès pleural, me paraît devoir assurer
l'entier écoulement du pus. Les urines examinées ce jour là sont encore
albumineuses.

La nuit qui suivit l'opération fut excellente. Le lendemain 10 février,
la température qui le 7 était à 39°5 tombait à 37°8. Pouls 105. Mais
quelle ne fut pas ma surprise en faisant le pansement de ne trouver
aucun écoulement de pus. La ouate n'était pas teintée de sang. Les
lèvres de la plaie agglutinées, se réunissaient évidemment par première intention. Dans le but de placer un drain, je m'empressai de les
décoller, mais quand elles furent séparées, c'est en vain que je cherchai

même avec quelques efforts à introduire une sonde dans la cavité de la plèvre.

Les côtes qui limitaient l'incision s'étaient rapprochées, et à la partie profonde de celle-ci, on sentait une masse charnue que je jugeai prudent de ne pas explorer davantage. Je laissai donc les choses en place, décidé à remplir les nouvelles indications qui pourraient se présenter. Le malade s'était d'ailleurs sensiblement amélioré. Il respirait plus facilement et dormait la nuit. Localement le foie ne débordait plus les fausses côtes, et la sonorité à la percursion révélait que le liquide ne s'était pas encore reproduit. Pourtant l'ascension de la température qui remontait successivement de 38° 3 le 11 Février à 39° 6 le 16 ; la fréquence du pouls qui de 105 allait à 120 ; de petits frisons ressentis par le malade, indiquaient suffisamment que le travail inflammatoire n'avait pas pris fin : et bien que le murmure vésiculaire mêlé de râles souscrépitants fût entendu dans la gouttière costo-vertébrale jusqu'au voisinage de l'incision ; bien que deux ponctions exploratrices avec la seringue de Pravaz, l'une dans le 9me espace intercostal, l'autre en dessous de l'angle de l'omoplate, fussent restées sans résultat, je ne pouvais douter de la reformation de la collection purulente. Le malade s'affaiblissait, avait une toux sèche, de l'anorexie, et le pouls était de plus en plus irrégulier. La température cependant avait subi du 16 au 22 Février, un abaissement de plus de un degré, mais comme le patient était soumis successivement à l'action de la digitale et de la caféine, il ne s'agissait là vraisemblablement que d'un effet thérapeutique qui ne pouvait en imposer pour une amélioration véritable. Le 24 Février, je remarquai qu'en dessous de la lèvre inférieure de l'incision alors en bonne voie de cicatrisation, il s'était produit une tuméfaction molle, fluctuante, formée par le pus qui venait se faire jour au niveau de la première ouverture. Le lendemain 25, je ponctionnai cette poche purulente dans le champ même de la première section et après avoir agrandi l'ouverture, j'introduisis jusque dans la cavité pleurale un gros tube à drainage. Une quantité de pus qui peut encore être évaluée à près d'un litre s'écoula, sans odeur mais ne renfermant plus comme la première fois de ces nombreux agglomérats de fausses membranes. Après l'ouverture, il me fut encore facile de voir et d'explorer avec l'index une partie de la voûte diaphragmatique, toute parsemée de fausses membranes adhérentes.

Cette intervention fut suivie d'un mieux dans l'état général du sujet. La température s'abaissa à 37° 3 le 27 Février, et le pouls de 120 tomba à 105. De grands lavages phéniqués furent faits chaque jour dans la cavité de l'empyème. La température subit encore des alternatives d'ascension et d'abaissement. Le 2 Mars elle atteint 39° 2 le soir pour tomber à 37° 5 le 4, et osciller ensuite entre ce chiffre et 38° 5 : variations qui m'ont d'ailleurs paru attribuables au plus ou moins de précautions apportées par les aides dans la pratique des lavages. Le pouls était toujours très irrégulier et les membres inférieurs le siège d'un œdème remontant jusqu'à la partie moyenne des jambes. Ces symptômes étaient combattus par l'usage du lait et de la caféine et avec succès, car le 6 Mars le pouls de 105 était tombé à 88, et l'œdème diminuait pour disparaître entièrement au commencement d'Avril.

La cavité de l'empyème explorée avec la sonde d'homme le 9 Mars, permettait en haut et en travers l'introduction presqu'entière de cette sonde. Une diminution de cette cavité fut notée le 3 Avril et le 15 le gros tube à drainage fut remplacé par un drain ordinaire. L'état général allait s'améliorant, car le malade pesé le 20 Mai avait augmenté de deux livres depuis un mois. Le 22 Mai une injection légèrement iodée fut faite dans la poche pleurale. X... appréhendait vivement cette injection d'un genre nouveau. Elle fut poussée comme les précédentes, une partie du liquide pouvant sortir de la poche pendant que l'autre y pénétrait. A ce moment survinrent les phénomènes suivants : le malade tomba en syncope sans perte complète de connaissance, avec hémiplégie droite et déviation des yeux et de la tête du côté droit. Une injection d'éther dut être pratiquée pour relever le pouls qui était devenu lent et à peine perceptible. Pendant le temps que dura cette syncope, la douleur produite du côté hémiplégié ne provoquait de mouvement de réaction que du côté gauche ; et c'est seulement quand le malade fut revenu à lui, qu'il put remuer la main et le membre inférieur droits. Bref des phénomènes hémiplégiques très-accentués du mouvement seulement, se produisirent pendant la syncope et disparurent avec elle. Il ne resta à sa suite qu'une cécité complète. X... en effet une fois qu'il eut repris ses sens se plaignit de ne plus voir clair. L'examen ophthalmoscopique ne put être fait dans des conditions suffisamment favorables pour découvrir la cause de cette cécité, due sans doute à l'ischémie momentanée des papilles. Elle ne fut d'ailleurs que passagère et céda le lendemain après l'administration de 0,70 centigrammes de sulfate de quinine.

Depuis ce temps, à part une exaspération transitoire de sa bronchite chronique, le malade revient à la santé, et la cavité de l'empyème va diminuant. Le 16 Juin, on y intrduit une sonde molle ordinaire qui obture complètement l'ouverture thoracique rétrécie. Une injection est poussée lentement et rencontre une certaine résistance ; mais à peine est-elle terminée, qu'il est pris d'une toux quinteuse et se plaint de faiblesse. La sonde est retirée, le liquide de l'injection s'écoule et les accidents disparaissent.

Peu à peu l'ouverture se rétrécit au point de ne plus admettre qu'une sonde d'enfant. L'amélioration de l'état général se révèle par une augmentation de poids de deux livres depuis un mois. Les urines examinées le 6 Juillet ne renferment pas d'albumine. Le massage des muscles thoraciques et de l'épaule est fait tous les jours pour remédier à leur atrophie, et le 8 Juillet la fistule se referme définitivement. Les jours suivants, la température prise régulièrement est restée normale. L'appétit et les forces vont augmentant et le 27 Juillet, le poids de X... s'était accru de 107 à 109 livres. Il lui restait sa bronchite chronique pour laquelle il est soumis à l'usage du lait et momentanément de la terpine. Dans le courant du mois d'octobre, une petite quantité d'albumine ayant été trouvée dans l'urine, le régime lacté fut de nouveau prescrit. Le 22 Novembre, la bronchite s'est beaucoup amendée, mais les urines renferment encore des traces d'albumine, le pouls est toujours irrégulier, et le malade a de la polyurie : 2 litres 1/2 en 24 heures. De plus il a maigri d'une demi-livre depuis un mois. Malgré ces seuls indices d'une affection rénale déjà ancienne, il conserve sa vigueur et son appétit, et vaque régulièrement à ses occupations.

RÉFLEXIONS. — Il y a dans cette observation quelques particularités dignes d'intérêt. L'ouverture de la plèvre a été faite en un point dont le siège dans le neuvième espace intercostal pouvait faire craindre la blessure du diaphragme. Mais la ponction exploratrice préalable indiquait que cet accident n'était pas à redouter. C'est même à notre avis une précaution qui ne devrait jamais être négligée, de déterminer avant l'opération de l'empyème, la présence du liquide aux limites inférieures de l'abcès, pour porter l'incision en ce point sans crainte d'atteindre le diaphragme. On peut y arriver facilement avec la seringue de Pravaz. Même lorsqu'elles portent à faux, les ponctions pratiquées avec cet instrument sont, ainsi que maints exemples nous l'ont confirmé, entièrement inoffensives. On a dit, il est vrai, qu'il ne faut pas s'attacher d'une façon absolue à faire l'incision au point le plus déclive parce que les procédés de lavage par l'aspiration permettent de vider complètement la poche pleurale. Mais on sait aujourd'hui que les lavages de la plèvre ne sont pas sans inconvénients et bon nombre de praticiens sont même d'avis qu'il faut les éviter autant que possible. Ce but ne pourra être atteint, que si l'ouverture de l'abcès réalise la condition primordiale de toute bonne antisepsie, en assurant l'entier écoulement du pus par sa position absolument déclive : et cette position est pour la cavité pleurale, que le sujet soit ou assis ou demi-couché, la partie inférieure du sinus costo-diaphragmatique. La présence du pus en ce point étant révélée par une ou deux ponctions, s'il le faut, avec la seringue de Pravaz, on pourra sans crainte de léser le diaphragme y faire l'incision, qui en favorisant par sa déclivité l'évacuation complète de l'abcès, évitera les lavages de la plèvre et les phénomènes nerveux dont ils sont souvent accompagnés.

On a vu au cours de l'observation avec quelle facilité s'est refermée la large incision de la paroi thoracique. La reproduction du pus en a été la conséquence. On ne pouvait guère s'attendre, à ce qu'une ouverture de 9 centimètres qui devait livrer passage à du pus et à des fausses membranes, pût se cicatriser du jour au lendemain. Aussi nous avait-il paru préférable de ne pas placer aussitôt un tube à drainage, dont le calibre même considérable ne se serait pas laissé franchir par des masses purulentes, auxquelles l'ouverture pratiquée toute entière n'offrait pas un trop vaste champ de sortie. Que s'est-

il passé ? Sans doute le diaphragme n'étant plus déprimé par
le liquide, a, sous l'influence de la respiration, repris sa position normale et subi un mouvement d'ascension dans lequel
il est venu s'appliquer contre l'orifice interne de l'incision et
l'obturer : d'où arrêt d'écoulement du pus. Puis le rapproche-
ment des côtes, autre conséquence de l'élévation du diaphragme,
en permettant aux bords de la solution de continuité de
s'adapter, est venu fermer celle-ci qui après l'opération restait
béante, et faciliter la réunion par première intention. De là
un empyème de nécessité quinze jours plus tard, qui, grâce à
l'application immédiate d'un gros tube à drainage, ne fut plus
suivi des mêmes accidents et aboutit à la guérison.

Les symptômes dus à la première injection iodée, quoique
bien connus, ne sont pas sans intérêt. Cette hémiplégie a été
constatée de la façon la plus nette pendant les quelques minutes
qu'a duré l'état syncopal. Le malade n'avait pas entièrement
perdu connaissance, et obéissait bien aux injonctions qu'on lui
faisait de serrer avec la main gauche, tandis qu'il ne pouvait
ni serrer ni réagir avec la main droite. La douleur étant pro-
voquée par le tiraillement des poils de la jambe droite, il témoi-
gnait de sa souffrance en retirant la jambe gauche, tandis que
la droite restait inerte. Puis cette hémiplégie du mouvement
a disparu avec la syncope à la suite de laquelle il n'est resté
qu'une perte passagère de la vue.

Quelques semaines plus tard, alors que l'exploration avec
la sonde révélait une diminution considérable de la cavité de
l'empyème, une injection phéniquée de 150 grammes environ
fut poussée par une sonde qui en obturant complètement la
fistule thoracique s'opposait au retour du liquide. Cette injection quoique faite lentement ne pénétra qu'avec difficulté. On
a vu qu'elle fut immédiatement suivie de troubles qui disparurent avec l'écoulement du liquide injecté, et qui ne ressemblent
en aucune façon à ceux dont l'injection iodée fut la cause.

Ces faits ont été maintes fois observés à la suite des lavages
de la plèvre, et nous paraissent confirmer la manière de voir

de M. le Dr Desplats qui, dans une étude sur les accidents dits réflexes survenus après l'opération de l'empyème, (*Journal des Sc. Méd. de Lille*, 20 oct. et 5 nov. 1883 et 5 juill. 1885) les considère comme étant l'effet, « d'une intoxication produite par le liquide injecté, ou comme des accès d'épilepsie, ou comme des accès d'urémie vraie, ou enfin comme des phénomènes éclamptiques réflexes provoqués par une distension de la poche. »

La faible proportion d'iode contenue dans l'injection, cause occasionnelle des premiers accidents, son trop court séjour dans la poche pleurale, et la modération avec laquelle elle fut pratiquée, ne nous permettent pas de les considérer comme étant le résultat d'une intoxication par l'iode ou de la distension brusque de la poche. Le mauvais état de l'appareil circulatoire du malade, l'œdème dont les membres inférieurs furent le siège, la présence de l'albumine dans l'urine, nous portent plutôt à les rattacher à l'urémie. Mais il nous paraît cependant difficile de ne pas faire intervenir un autre facteur dans leur production. N'est-il pas rationnel d'admettre que l'arrivée du liquide dans la cavité pleurale, a été le point de départ d'une excitation, qui, transmise au mésocéphale par voie réflexe, aurait eu pour effet l'ischémie par constriction des vaso-moteurs, du côté de cette partie des centres nerveux opposé au siège de l'excitation. L'hémiplégie transitoire du mouvement qui s'est produite du côté droit, ne nous paraît explicable que par cette ischémie momentanée du côté gauche des centres nerveux. Puis comme autre conséquence de l'anémie bulbaire, serait survenue la syncope qui rendrait compte de la cécité passagère par ischémie des nerfs optiques. L'excitation primitive de la plèvre malade aboutirait d'autant plus facilement à ces effets, que la dyscrasie urémique résultant du mauvais fonctionnement des reins, placerait le système nerveux vaso-moteur dans un état d'irritabilité particulier, en vertu duquel il réagirait à la moindre excitation. Il y aurait donc dans la genèse de ces phénomènes morbides deux facteurs : l'urémie comme cause prédisposante, et une excitation transmise au bulbe par voie réflexe comme cause occasionnelle.

Bref, nous serions tentés de leur donner la filiation suivante :

1° Dyscrasie urémique chez un malade dont les fonctions circulatoires et rénales se font imparfaitement.

2° Irritabilité par les produits excrémentitiels retenus dans le sang du système nerveux vaso-moteur, qui subira d'autant plus facilement leur influence irritante, qu'il se trouve en rapport immédiat et continu avec ces produits.

3° Excitation de la plèvre malade qui, transmise par voie réflexe au mésocéphale, mettra d'autant plus facilement en jeu la contractilité des vaso-moteurs qu'ils sont déjà dans un état d'excitation anormale. .

4° Ischémie du côté gauche du mésocéphale.

5° Hémiplégie du côté droit.

6° Syncope consécutive à l'anémie bulbaire.

7° Cécité passagère par ischémie des nerfs optiques.

Nous n'assignerions pas la même pathogénie aux troubles qui survinrent à la suite de l'injection phéniquée, et que la manière dont ils se produisirent et disparurent avec l'écoulement du liquide, nous porte à envisager comme des phénomènes réflexes dus à la distension de la cavité de l'empyème.

Cette observation nous paraît être aussi la confirmation de ce fait : qu'il ne faut pas toujours regarder comme de nature urémique, les phénomènes nerveux qui pendant, le lavage de la plèvre peuvent survenir chez les malades opérés de l'empyème et ont des urines albumineuses. Dans le cas particulier, leur diversité autorise en effet à les ranger dans des catégories différentes.

CONJONCTIVITE RHUMATISMALE.

Il s'agit d'une malade, O... O..., âgée de 67 ans, qui avait eu, vers l'âge de 25 ans, une attaque de rhumatisme articulaire aigu, et qui vint réclamer nos soins le 2 avril 1884. Nous la trouvâmes atteinte de rhumatisme articulaire subaigu avec arthrites de l'articulation radio-carpienne gauche et des petites articulations du pied droit. T. M. 38°. Traitement, 6 grammes de salicylate de soude à prendre en deux fois, 3 grammes le matin et 3 grammes dans l'après-midi.

3 avril. — T. M. 37°2. Les douleurs ont disparu. 6 grammes de salicylate. Les jours suivants, le mieux persiste et le traitement est suspendu.

10 avril. — T. V. 37°. La malade est atteinte d'une conjonctivite de l'œil droit avec un chémosis tellement considérable qu'il empêche l'occlusion des paupières. Celles-ci sont boursoufflées et la cornée est comme enchâssée dans un épais bourrelet rougeâtre qui la déborde de tous côtés et constituée par la conjonctive bulbaire tuméfiée. Arthrites légères carpo-métacarpiennes du côté droit. Traitement : quatre sangsues à l'apophyse mastoïde ; instillations d'atropine et application de compresses chaudes sur l'œil malade.

11 avril. — Les mêmes phénomènes oculaires persistent. Le chémosis est à peine légèrement diminué. 6 grammes de salicylate de soude en deux fois.

12 avril. — Le chémosis et le boursoufflement des paupières ont disparu en grande partie.

13 avril. — L'inflammation conjonctivale s'atténuant graduellement, le médicament est supprimé le 15 avril.

22 avril. — Nouvelle conjonctivite de l'œil gauche avec chémosis considérable, moindre pourtant que celui qui s'est produit à l'œil droit. Instillations d'atropine et 3 grammes de salicylate de soude.

23 avril. — Apyréxie. Douleurs moins vives Le chémosis est sensiblement le même. Salicylate de soude, 6 grammes en deux fois.

24 avril. — Chémosis encore prononcé. Quelques douleurs à la tempe. Compresses tièdes sur l'œil malade.

25 avril. — Disparition complète du chémosis. Il ne reste qu'un peu de rougeur de la conjonctive. Le salicylate est continué à la dose de 6 grammes par jour.

26 avril. — Plus de douleurs péri-orbitaires. La conjonctivite s'atténue de plus en plus et a disparu entièrement le 30 avril. Suppression du salicylate.

2 juin. — La malade se plaint de douleurs articulaires diverses et d'une gêne dans la région hépatique due à de la congestion du foie. Apyrexie.

4 juin. — T. M. et T. V. 37°. La conjonctive droite redevient rouge, sans chémosis, en même temps que les articulations des doigts et des mains sont le siège de vives douleurs. Les faces dorsales des mains sont tuméfiées et des arthrites cervicales font éprouver à la patiente quelques souffrances dans le cou. Le salicylate de soude est rendu à la dose de 6 grammes et occasionne quelques vomissements combattus par une potion éthérée. Le soir, les douleurs sont diminuées.

5 juin. — Peu de douleurs. Le gonflement des mains a disparu, mais la langue est saburrale; la malade a des nausées et des vomissements; bref, un embarras gastrique qui nécessite la suppression du médicament.

6 juin. — Les deux conjonctives sont injectées; le cou est encore douloureux. Salicylate de soude, 3 grammes. Lavement purgatif. Collyre à l'atropine.

7 juin. — Plus de douleurs dans le cou. Les conjonctivites sont moins vascularisées. Suppression du salicylate. Citrate de magnésie, 40 grammes.

8 juin. — La conjonctivite redevient plus intense à gauche. Salicylate de soude, 6 grammes.

9 juin. — L'injection conjonctivale est peu marquée. L'état gastrique est meilleur ; le salicylate est continué à la dose de 6 grammes par jour et supprimé le 10 juin.

12 juin. — La coloration des conjonctives est presque normale , et le 16 juin , il ne reste plus trace de leur inflammation.

RÉFLEXIONS. — Nous avons cru devoir rapporter cette observation comme un exemple de l'influence manifeste du salicylate de soude sur la marche des accidents oculaires , qui tour à tour ont disparu , ou se sont reproduits , suivant que le médicament était administré ou suspendu.

Il nous a en outre paru utile de faire servir un cas avéré de conjonctivite rhumatismale à l'histoire des inflammations rhumatismales de la conjonctive , qui sont peut-être moins connues que les autres manifestations de la diathèse sur l'organe de la vision.

Dernièrement encore , dans une leçon clinique faite à l'Hôtel-Dieu et où il étudie le rhumatisme oculaire, M. le professeur Panas , parlant des conjonctivites rhumatismales , signale une communication récente à l'Académie de médecine, dans laquelle son auteur, M. Perrin , décrit une forme grave de conjonctivite rhumatismale purulente et destructive. M. Panas déclare ensuite n'avoir jamais observé de cas de ce genre , sans qu'il n'ait pu retrouver la cause dans une contagion du pus blennorrhagique.

Sans oser considérer le cas dont il s'agit comme appartenant à la forme purulente de conjonctivite décrite par M. Perrin , il nous semble pourtant qu'il s'est produit chez notre malade , en dehors de toute contagion blennorrhagique , une inflammation rhumatismale de la conjonctive qui s'annonçait plus grave dans ses débuts que l'inflammation aiguë franche de cette muqueuse.

Ce chémosis survenu brusquement dans le cours d'un rhumatisme subaigu , et si intense qu'il empêchait l'occlusion des paupières , nous paraît symptomatique d'une conjonctivite qui se rapproche davantage de la forme purulente et destructive de M. Perrin , que de la conjonctivite catarrhale ordinaire , et dont la bénignité relative n'a été sans doute qu'une conséquence du traitement par le salicylate de soude.